La Clinique

et

son enseignement

PAR

Le Docteur BAX

LAURÉAT DE LA FACULTÉ ET ANCIEN INTERNE DES HÔPITAUX DE PARIS

MÉDECIN DE L'HÔTEL-DIEU

PROFESSEUR DE CLINIQUE INTERNE A L'ÉCOLE DE MÉDECINE

DISCOURS

Prononcé à la Séance Solennelle de rentrée

Le 3 Novembre 1897.

AMIENS

IMPRIMERIE TYPOGRAPHIQUE T. JEUNET

45, RUE DES CAPUCINS, 45

1897

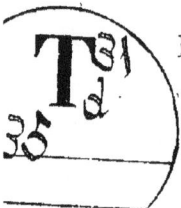

La Clinique

et

son enseignement

PAR

Le Docteur BAX

LAURÉAT DE LA FACULTÉ ET ANCIEN INTERNE DES HÔPITAUX DE PARIS

MÉDECIN DE L'HÔTEL-DIEU

PROFESSEUR DE CLINIQUE INTERNE A L'ÉCOLE DE MÉDECINE

DISCOURS

Prononcé à la Séance Solennelle de rentrée

Le 3 Novembre 1897.

AMIENS

IMPRIMERIE TYPOGRAPHIQUE T. JEUNET

45, RUE DES CAPUCINS, 45

—

1897

LA CLINIQUE ET SON ENSEIGNEMENT

Messieurs,

Depuis quelques années, des changements nombreux se sont produits, soit dans l'étude de la médecine, science que d'incessantes découvertes transforment, pour ainsi dire, tous les jours, soit dans le mode des examens probatoires que doivent subir nos futurs confrères.

Les derniers changements accomplis à ces deux points de vue, ont modifié la constitution de nos Écoles. Celles-ci tour à tour ont dû se réorganiser ; et quoique dernière venue à cet égard, l'École de Médecine d'Amiens se trouve aujourd'hui en mesure de donner intégralement l'instruction médicale, dans les limites assignées aux Écoles préparatoires de médecine.

Je n'ai pas l'intention de faire ici l'exposé complet de toutes nos ressources actuelles. Je veux seulement vous entretenir d'un des enseignements

de notre École et expliquer devant vous comment
nous professons l'étude des maladies.

Les diverses sciences qui constituent la matière
des cours de mes collègues quels qu'ils soient,
convergent, il est vrai, vers ce but; et malgré leur
dénomination habituelle, il n'est certainement pas
dans une École de Médecine de véritables *sciences
accessoires*. Parmi celles-ci, quelques-unes même
peuvent être considérées comme la base de l'édifice
auquel leur ensemble doit concourir. Mais personne ne me contredira quand je prétendrai
qu'elles doivent préparer, mais qu'enfin elles ne
font que préparer l'étude des maladies elles-mêmes.

L'étude des maladies se fait de deux façons
différentes : théoriquement et pratiquement.

Au point de vue théorique, cette étude se nomme
la *Pathologie;* au point de vue pratique elle
s'appelle la *Clinique.* La pathologie s'apprend avec
de bons livres; elle s'apprend mieux encore à
l'amphithéâtre des cours, quand sous la chaude
parole du professeur, l'élève attentif écoute bien
et prend des notes d'une façon intelligente. Le
livre le mieux fait ne peut pas remplacer entière-
ment le cours, mais il peut le suppléer au besoin.

La clinique n'a pas cette ressource. C'est que la clinique n'est pas tout à fait l'étude des maladies ; elle est plutôt l'étude des malades ; elle ne se fait qu'avec des malades, à leur lit, comme l'indique son étymologie (Κλινη, lit.). Ceux de vous à qui, à l'heure de la visite du médecin, il a pu être donné de voir la salle d'un hôpital auquel sont attachés des étudiants, ont pu voir comment le médecin procède. Comme il le ferait dans sa pratique de la ville, il interroge son malade, il l'examine, le palpe, le percute, l'ausculte et fait sa prescription. Mais il n'est pas seul. Il a charge d'âmes ; il est suivi de ses élèves. A l'inverse de ce qui a lieu dans la clientèle, où bon gré mal gré, même si le temps presse, il nous faut trop souvent subir une conversation non pas inutile, mais à côté de la question, ici, pas de paroles vaines de médecin à malade, ni de malade à médecin; pas d'objection futile à réfuter, pas d'explication oiseuse à fournir.On dit tout ce qu'il faut, mais on ne dit que ce qu'il faut. Si le malade n'est pas encore connu, il se peut que l'examen soit long et minutieux. Mais si le médecin possède son malade, si l'état de celui-ci n'a pas subi de changement notable depuis la veille, en quelques paroles on est édifié sur sa situation, et l'on passe au voisin.

Voilà pour le sujet, pour me servir du terme
consacré. Mais les élèves? On leur fait remarquer
tel symptôme, telle particularité; on leur fait part
de la façon dont on les enchaîne les uns aux autres
dans son esprit; pourquoi et de quelle façon on
établit un raisonnement qui sert de guide vers le
diagnostic, le pronostic et le traitement.

C'est là ce que nous appelons la *Clinique au
lit du malade*.

Mais à chaque lit auquel on s'est arrêté, en
somme la conférence a été courte. Elle se
proposait surtout de saisir un détail sur le fait; de
bien faire comprendre l'importance d'un phé-
nomène mis sous l'œil d'un spectateur, et que la
description théorique la mieux faite eut été
incapable de démontrer convenablement. Un élève
saurait-il reconnaître, par exemple, le liseré bleu
d'un saturnin, si on ne le lui avait montré ? Pour-
rait-il se rendre compte de la fluctuation si on ne
lui avait placé sur la poche remplie de liquide ses
mains et ses doigts d'une façon convenable ? Com-
prendrait-il bien ce que veulent dire les livres, s'il
ne les a entendus, quand ils parlent d'œgophonie,
de râles ou de souffles ? Par la démonstration
du professeur, tous ces détails ont été vus, perçus
et compris.

Mais on ne peut rester indéfiniment auprès du

lit des malades. S'il en est qui ne témoignent aucune
impatience d'un séjour parfois un peu prolongé ;
si même il en est qui éprouvent une naïve
fierté, en voyant qu'ils sont porteurs d'un cas
curieux, tous ne sont pas ainsi. On en trouve
quelques-uns qui taxent d'importunité les examens
à leur gré trop fréquents que ceux qu'ils appellent
« les carabins » leur font subir. Ces malades-là
nous devons les ménager. Et puis, nous sommes
nous-même gênés pour parler librement devant
eux. Parfois nous faisons de vrais tours de force de
langage pour nous faire comprendre de nos élèves,
et pour qu'en même temps nos malades ne
saisissent pas le sens de nos paroles ; et c'est avec
des périphrases, que nous donnons à entendre
qu'un d'eux est atteint de tuberculose, un autre de
cancer, que l'état d'un troisième est incurable ou
que sa fin est prochaine.

Aussi à l'issue de la tournée dans les salles, à
jour fixes — les jours de clinique — ceux où les
élèves doivent se trouver auprès du professeur,
celui-ci se rend avec son auditoire à l'amphi-
théatre des cours, et à propos de certains malades,
que l'on vient de voir, il fait une leçon. Cette
leçon qui n'est pas un chapitre de pathologie, laquelle est une science synthétique, consiste surtout
dans la discussion plus ou moins approfondie des

maladies que l'on vient d'examiner. Le professeur
en énumère les détails, compare celles-ci aux
types précisement fixés par le livre ou le cours de
pathologie, fait voir en quoi elles s'en rapprochent
ou s'en éloignent, discute, et cette fois n'étant
plus retenu par la crainte d'être trop bien compris
de son malade, se sert des mots vrais, parle sans
arrière-pensée, et peut librement établir diagnostic
et pronostic. C'est là ce que l'on appelle la
Clinique à l'amphithéâtre.

* *

L'importance d'un tel enseignement frappe les
yeux; et depuis que la médecine existe, depuis
qu'elle est enseignée, il paraîtrait tout naturel que
la clinique eût été toujours professée.

Il n'en est pas tout à fait ainsi. L'enseignement
clinique tel que nous l'entendons de nos jours,
est de date relativement récente.

Si nous voulons nous rendre compte de ce qu'il
a été et de ce qu'il est aujourd'hui, nous ne pouvons
mieux faire que de résumer successivement, l'his-
torique de la médecine proprement dite, celui des
hôpitaux où nous étudions actuellement la
clinique; celui enfin de l'enseignement médical
lui-même, en insistant plus particulièrement sur
l'enseignement de la médecine pratique.

* *

L'instinct, le hasard, l'observation, et même l'imitation des animaux, ont certainement été dès l'origine les principaux éducateurs dans la recherche de l'art de guérir. Un homme après une journée de labeur, en plein soleil, se sent alourdi ; il est somnolent, sa face est injectée ; sa démarche est chancelante. Son pied heurte sur la route un obstacle imprévu ; il tombe et se blesse. La plaie saigne abondamment. Peu de temps après, il est soulagé. On pût en conclure que dans de pareilles circonstances, il est bon de recourir à une soustraction sanguine.

Hérodote assure que *Mélampe* découvrit les propriétés drastiques de l'Ellébore, en voyant l'effet que cette plante produisait sur les chèvres.

Dans les temps primitifs, d'après le même auteur, les Perses et les Mèdes transportaient leurs malades sur la place publique. Si parmi les passants, quelqu'un avait eu la même maladie, il aidait le malade de ses conseils et l'exhortait à faire ce qu'il avait fait lui-même.

D'un autre côté dans les temples de certains Dieux en particulier *Isis*, *Osiris* et *Sérapis* en Égypte, et plus tard *Appollon*, *Diane* et *Esculape* en Grèce, les prêtres détenteurs des secrets de la thérapeutique des temps anciens, conservaient des formules de médicaments qui avaient agi favorablement dans certains cas déterminés. Ces formules étaient inscrites sur des tablettes appendues aux murs et aux colonnes des temples. Chacun pouvait en prendre connaissance et en faire son profit.

C'est en grande partie de cette façon que s'était instruite cette caste célèbre dans l'antiquité grecque et que l'on désigne sous le nom de *Famille des Asclépiades*. Ceux-ci se prétendaient descendants d'Esculape, et leur généalogie établie par *Pausanias* sur des données plus ou moins positives, s'étend pendant une période de mille ans, de 1200 à 200 avant J.-C. Elle comprend en particulier plusieurs *Hippocrate*, entre autres *Hippocrate II*, auquel on a si souvent donné le nom de *Père de la Médecine* et qui vécut de 460 à 367.

Il convient, malgré cette appellation, de reconnaître qu'Hippocrate n'a pas créé de toutes pièces la médecine, cette science si vaste, si pleine de détails, qui exige tant de faits et d'observations. Ne dit-il pas lui-même : « Notre art est depuis longtemps en possession de toutes choses, en possession d'un principe et d'une méthode qu'il a trouvées. Celui qui rejetant ces règles travaille à inventer et croit avoir inventé en effet, se trompe et trompe les autres » ?

Mais s'il eût des précurseurs habiles, s'il eût

même des contemporains instruits, ce fut lui qui codifia les principes jusqu'alors éparpillés de l'art médical. Il parcourut les villes principales possédées par les Grecs en Europe et en Asie, s'entretenant avec les hommes éminents en tous les genres, donnant ses soins aux malades, étudiant les constitutions épidémiques, les institutions, les mœurs, les climats, etc, ainsi que leur influence sur la santé, l'état intellectuel et moral des habitants. Et c'est avec ces riches matériaux qu'il composa ses ouvrages immortels.

Parmi les successeurs immédiats d'Hippocrate qui surent observer des malades et laissèrent quelques écrits, on peut rappeler les noms de *Dioclès*, de *Praxagore* et même d'*Aristote*, qui quoique n'étant pas médecin, n'en a pas moins laissé dans ses ouvrages l'idée première de l'anatomie générale et de la pathologie comparée.

Franchissons un cycle de quelques années, et nous voyons l'étude de la médecine avoir son centre non plus en Grèce mais en Égypte et en Asie Mineure. C'est alors que se fondent avec leurs célèbres bibliothèques les écoles renommées de *Pergame* et d'*Alexandrie*, sous la protection des rois *Ptolémées* Parmi les hommes distingués qu'elles fournirent, environ de l'an 320 avant J.-C. jusqu'à l'an 130 de l'ère chrétienne nous pouvons

citer *Hérophile*, *Erasistrate*, *Discoride*, plus tard
Asclépiade de Pruse en Bythinie, et surtout *Arétée*
de Cappadoce, le plus grand clinicien des temps
antiques.

A Rome, les médecins du siècle d'Auguste
furent nombreux. Parmi eux, nous devons une
mention spéciale à *Celse*, dont le traité intitulé
de re médica contient des documents importants
sur les diverses branches de la médecine.

En l'an 128 de notre ère, à Pergame, naissait le
célèbre *Galien*. Il embrassa d'abord les sciences
dans leur ensemble, mais concentra bientôt plus
particulièrement son attention sur l'art médical.
Après avoir entrepris plusieurs voyages pour
observer et pour s'instruire, à 32 ans il s'installa à
Rome, y passa la plus grande partie de sa vie et
obtint la confiance des empereurs Marc-Aurèle et
Septime-Sevère. On assure qu'il composa 500
traités sur la médecine et 250 autres sur les sujets
les plus variés. Ceux qui subsistent témoignent
d'une immense et solide érudition. Esprit vif et
pénétrant, observateur profond, expérimentateur
habile, Galien s'imposa la tâche de réformer la
médecine entière, de reconstruire l'édifice hippo-
cratique. Pendant bien des siècles à côté et même
mieux que ceux d'Hippocrate ses ouvrages furent
le guide des médecins.

Depuis la mort de Galien, jusqu'à l'époque de la Renaissance, nous pouvons, parmi les médecins qui laissèrent des ouvrages importants, établir deux périodes. Dans la première il convient de citer *Oribase*, *Alexandre* de Tralles clinicien de premier ordre, et *Paul d'Egine* compilateur plein de méthode. Dans la deuxième nous voyons surgir les *Arabes*. En effet les Kalifes successeurs de Mahomet, comprenant l'importance des sciences et des arts dans la vie des peuples, voulurent marcher sur la trace des Ptolémées et c'est ainsi que naquirent l'Académie de Bagdad, et d'autres institutions analogues, extrêmement nombreuses. Dans ces académies, l'enseignement de la médecine fut en honneur, mais parmi les professeurs à qui il fut confié, un petit nombre seul a transmis un nom important à la postérité On ne peut guère citer parmi eux que *Rhazès* dont les ouvrages sont imités d'Hippocrate et de Galien, *Haly-Abbas* clinicien consommé, et *Avicenne* dont le livre intitulé *Canon* ou *Règle* a joui longtemps d'une grande réputation.

A partir de l'époque de la Renaissance, les auteurs deviennent plus nombreux. Parmi eux se trouvent quelques personnalités bruyantes telles que *Paracelse* et *Van Helmon*. Mais si quelques cliniciens de marque apparaissent de temps en

temps, si même parmi ceux-ci un assez grand
nombre nous ont légué des ouvrages remarquables
et consultés avec fruit encore aujourd'hui,
les autres, théoriciens avant tout, et plus rêveurs
encore que philosophes, ne voyant le malade
qu'à travers une imagination à peu près toujours
nuageuse, encombrent plutôt qu'ils n'enrichissent
l'héritage du passé. Aussi voyait-on encore à la
fin du siècle dernier, nombre de médecins qui en
désespoir de cause, ne voulaient rien connaître
des ouvrages récents de médecine, et s'en rappor-
taient toujours à Hippocrate, consentant à peine
à ajouter aux notions qu'ils puisaient dans les
œuvres du père de la médecine, celles que pouvait
leur fournir la lecture de quelque ouvrage d'Aristote, de Celse ou de Galien.

*
* *

Il n'existait pas d'hôpitaux dans l'antiquité. On
ne peut leur comparer les temples des dieux gué-
risseurs dont nous parlions plus haut, et qui étaient
devenus le rendez-vous des malades. Ceux-ci y
venaient en pèlerinage et aussi pour recevoir les
soins médicaux que leur donnaient les prêtres,
mais leur séjour y était tout à fait momentané.

Dans la république romaine, la Société était
divisée en esclaves et en hommes libres. Ces

derniers plus par ostentation que par philanthropie, avaient bien créé à l'usage des premiers des *vale-tudinaria*, véritables infirmeries attenant à leur demeure ; mais il paraît que si les malades y étaient mal soignés, nul ne s'inquiétait de leur sort.

Selon toute probabilité, les premiers hopitaux furent bâtis sous le règne de *Constantin*, les uns disent à Rome par *Fabiola*, noble patricienne, les autres prétendent à Byzance par deux riches chrétiens, Sampron et Eubule. Quelques années plus tard *Julien l'Apostat,* qui ne voulait pas laisser à une secte qu'il détestait, le monopole de la charité, fit construire plusieurs établissements de ce genre, en s'en rapportant, nous dit l'histoire, beaucoup plus, pour leur installation, à la science de ses médecins qu'au talent de ses architectes.

A partir de cette époque, hospices et hôpitaux se multiplièrent. On sait qu'aujourd'hui au moins dans les grandes villes, on fait une distinction entre ces deux genres d'établissements. Dans les premiers on reçoit et on conserve pendant un temps plus ou moins long, souvent jusqu'à la fin de leurs jours, les individus que leur âge ou des infirmités incurables, mettent hors d'état de pourvoir à leur existence. Dans les hôpitaux on n'admet que des malades ou des blessés, qu'on ne garde qu'un temps limité, autant que possible jusqu'à leur guérison.

Après Julien, l'empereur *Justinien* fit construire
aux portes de Jérusalem le fameux *hôpital St-
Jean*, tandis qu'à Rome *Bélisaire* fondait plusieurs
maisons analogues. C'est peu de temps après
qu'en France on créa des *Hôtels-Dieu*.

Successivement Lyon, Reims, Autun et plus
tard Paris procédèrent à des fondations de ce
genre. Celui d'Amiens certainement plus récent,
remonte à une époque inconnue, mais on sait
qu'en 1236 après avoir été bati non loin de la
rivière du Hocquet, il fut transféré dans la rue
St-Leu, sur son emplacement actuel.

Dans les siècles suivants, le nombre de ces maisons s'accrut rapidement, et si aujourd'hui quelques-unes de celles qui furent autrefois fondées ont
disparu, on construit toujours un peu partout de
nombreux hôpitaux et de nombreux hospices.

Quels soins recevaient les malades dans les premiers hôpitaux ? Il paraît que c'était surtout ceux
qu'on pourrait appeler de l'hospitalité. Au moyen-
âge on trouvait dans ces asiles la nourriture et le
repos, qui y étaient dispensés d'une main large et
généreuse. Les pensionnaires étaient regardés
comme les maîtres de la maison. Mais du traitement médical, il n'en était pour ainsi dire jamais
question. Dans quelques-uns de ces établissements,
il n'avait pas été jugé utile de s'adjoindre de

médecin, et quand plus tard on eut recours à leurs soins, l'installation de beaucoup d'hôpitaux était devenue telle, qu'il eut été difficile que ces soins servissent à quelque chose. A l'Hôtel-Dieu de Paris, par exemple, il y eut des années où la population n'avait pas de bornes. En 1709, elle s'éleva à plus de 9000, tandis que le nombre de lits n'était que de 1000, dont 600 grands et 400 petits. Les malades ont couché jusqu'à huit, d'autres disent quinze dans un même lit. Certains de ces lits avaient deux étages ; pour d'autres, la moitié des malheureux auxquels ils étaient destinés couchait par terre pendant six heures, et faisait ensuite lever l'autre moitié pour prendre sa place. On peut facilement se figurer quelle effroyable mortalité était la conséquence d'un tel état de choses. Cette situation ne disparut pas facilement. L'opinion publique s'en était émue depuis longtemps quand Louis XVI ordonna, mais inutilement, des changements nombreux, dont le plus important était que chaque malade eut un lit à lui seul. Ce ne fut qu'à partir de 1794, à la suite d'un rapport dressé sur l'ordre de la Convention par *Bailly*, *Tenon* et *Lavoisier*, que les réformes commencèrent. Elles s'accomplirent plus définitivement, sous les ordres du conseil général des hôpitaux, institué par le premier consul en 1801.

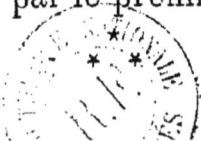

La plupart des médecins dont nous parlions à propos de l'histoire de la médecine, en même temps qu'ils rédigeaient leurs ouvrages, pratiquaient leur art et avaient des élèves. Dès avant Hippocrate plusieurs d'entre eux en avaient attaché à leur personne. Tout en leur donnant des leçons théoriques, ils visitaient avec eux les malades confiés à leurs soins. C'était là de véritables leçons de clinique au lit du malade. Il est à supposer que ce fut longtemps de cette façon que s'instruisirent les médecins, ceux de l'antiquité, ceux de l'École d'Alexandrie, ainsi que ceux de Rome du temps de Celse et de Galien.

Mais à l'époque des Arabes, les hôpitaux sont fondés. Un de leurs écrivains que j'ai déjà cité, Haly-Abbas, dit formellement dans un de ses ouvrages : « les jeunes médecins doivent étudier longtemps dans les hôpitaux ». Dans le programme de la célèbre école encyclopédique de Dschondi-Sapor, il est dit : « celui qui désire s'appliquer à la médecine, ira à l'hôpital ». Mais nous ignorons de quelle façon l'enseignement clinique était donné dans ces hôpitaux. Sans aucun doute les médecins arabes, qui malgré les deux citations que je viens de faire, étaient la plupart des théoriciens, négligeaient plus d'une fois l'étude du malade. Nous en trouvons la preuve dans cette phrase de Rhazès : « Il y a des milliers d'années que les médecins travaillent pour les progrès de leur science ; celui qui lit leurs écrits avec soin et réflexion en apprend plus dans une vie même courte, que s'il voyait à lui seul, des malades pendant des milliers d'années ».

Nous savons bien peu de choses sur la façon dont la médecine fut enseignée en France avant le treizième siècle. C'est vers cette époque que se constitua la Faculté de Paris. Elle logea d'abord dans un local sordide de la rue au Fouarre, n'ayant comme mobilier de sa salle de cours qu'un escabeau, deux chandelles et quelques bottes de paille jetées sur la terre nue. Quant aux réunions solennelles des professeurs, elles avaient lieu soit à l'église des Mathurins, soit à Ste-Geneviève des Ardents, soit à Notre-Dame autour d'un des grands bénitiers de pierre qui se trouvaient aux pieds des tours.

En 1369 l'École ayant fait quelques économies, put acheter une maison au coin de la rue des Rats et la rue de la Bucherie. On sait pertinemment qu'à cette école jusqu'en 1560, on se contentait de commenter les auteurs, en particulier les livres des Arabes, que nos aïeux tenaient en grande estime, mais qu'il n'y était question ni d'anatomie humaine ni de clinique.

Au dix-septième siècle, l'École est devenue un ordre puissant, en même temps qu'une corporation querelleuse, dont les élèves à certains jours ne manquaient pas de livrer bataille aux corporations rivales, celle des chirurgiens, et celle des barbiers que les médecins méprisaient également. D'ailleurs les docteurs-régents employaient le temps de leurs cours en dissertations stériles, se proposant surtout de former des professeurs diserts, capables au besoin, de rendre quelques services aux malades.

Pendant ce temps la clinique était à peu près lettre morte. Les élèves devaient bien se trouver une fois par semaine à une consultation gratuite faite par un délégué de l'École ; ils n'en retiraient qu'un mince profit. Il ne leur était prescrit de faire un stage hospitalier qu'une fois leur diplôme obtenu. A ce moment ils avaient le droit d'exercer et la pluplart se gardaient bien d'obéir à un article de réglement qui ne subissait ni contrôle ni sanction. Et d'ailleurs le service de l'Hôtel-Dieu qu'ils devaient suivre ayant dans l'origine un seul médecin, et plus tard deux médecins pour un millier de malades, on peut se demander quel bénéfice ils auraient retiré de l'assistance à une visite médicale absolument impossible à faire d'une façon convenable dans de pareilles conditions.

Pour la clinique les sujets ne manquaient pas, c'étaient les professeurs qui faisaient défaut.

« Ce fut dans ce vaste abîme, dit *Bichat*, où allait se perdre une foule de malades, inutile à l'art, ignoré des artistes, mais qui devint bientôt un dépôt ouvert de toutes parts à l'observation que *Desault* conçut l'idée d'un enseignement opposé à celui de la Faculté. Il fonda donc la première Clinique chirurgicale qui eût existé en France, et la mieux combinée qui ait encore été établie en Europe. »

C'est qu'en effet l'étranger nous avait précédé dans cette voie. Mais si ce ne fut pas un Français, ce fut un descendant de Français, qui eut l'honneur et nous pouvons ajouter la gloire d'instituer l'enseignement clinique tel que nous le comprenons aujourd'hui. *Sylvius de le Boë*, était issu d'une famille originaire du Cambrésis, dont le chef appartenant à la religion réformée alla vers le milieu du seizième siècle chercher asile en Allemagne. Nommé professeur à l'école de médecine de *Leyde* en 1658, il prit l'initiative de faire des leçons sur les malades qui lui étaient confiés.

La chaire de médecine clinique fut fondée en 1724 à l'université de *Vienne*. Elle fut surtout illustrée par *Van Swieten* son créateur et par *Stoll*. A peu près en même temps on établissait en Alle-

magne une chaire de clinique à l'université de
Wursburg.

Le véritable fondateur de la clinique médicale
française fut non pas Corvisart, comme on le voit
dans quelques ouvrages, mais bien son maître
Desbois de Rochefort qui donna à l'hôpital de la
Charité des leçons de clinique médicale avant que
Desault organisât celles de clinique chirurgicale à
l'Hôtel-Dieu.

Quant à *Corvisart* médecin de ce dernier éta-
blissement, il n'eut qu'à suivre l'exemple donné
par ses deux devanciers, le médecin qui fut bien
connu de son temps, mais dont le nom n'est
parvenu qu'avec peine jusqu'à nous, et le chirurgien dont le souvenir brille toujours du plus vif
éclat.

A partir de ce moment l'enseignement clinique
fonctionne dans toutes les facultés et toutes les
écoles de médecine de France. Inutile d'ajouter
que dans le monde entier, on ne pourrait plus
se figurer, ce à quoi on songeait à peine au milieu
du siècle dernier, qu'on puisse enseigner la
médecine ou la chirurgie sans chaire de clinique.

Il serait fastidieux d'énumérer tous les professeurs de clinique qui se sont succédés depuis
lors Je me permettrai seulement de rappeler, non
pas les plus illustres d'entre eux, mais seulement

deux des plus illustres parce qu'il m'a été donné
de les voir à l'œuvre et que leur nom est encore
dans toutes les bouches : *Trousseau*, le grand
médecin, à la parole vive, imagée, élégante, dont
les cours étaient si attrayants et si instructifs à la
fois; et *Nélaton*, au style sobre, mais si clair et si
précis, chirurgien impeccable dont les beaux
succès opératoires, étonnent encore aujourd'hui
ceux qui se souviennent de lui, quand on se
rappelle que s'il a eu l'intuition de l'antisepsie, il
ne lui a pas été donné de la connaître telle qu'on
la pratique depuis *Lister*.

*
*   *

Au commencement de ce siècle, plusieurs
jeunes gens obtinrent l'autorisation de suivre les
visites de l'Hôtel-Dieu d'Amiens. Telle fut l'origine
toute spontanée de notre École. Le 2 Juillet 1806
un décret impérial daté de St-Cloud, en décréta
l'Institution.

Les professeurs de clinique furent au début
Ladent pour la chirurgie et *Danglas* pour la
médecine.

Ladent eut pour successeur *Josse père*, lequel
fut remplacé par *Josse fils*. Ce fut à lui que
succéda notre vénérable ami, le docteur *Herbet*

dont je ne m'arrêterai pas à faire l'éloge. Il n'est
pas une des personnes qui m'écoutent qui n'aient
connu la droiture et la bonté de cet homme à la
physionomie un peu triste, à la parole un peu
rude, mais dont le cœur fut toujours chaud et
généreux.

Danglas fut bientôt remplacé par *Desprez*,
savant distingué dont le nom a été longtemps
populaire à Amiens. A Desprez succéda *Barbier*,
Barbier d'Amiens, comme on disait partout. Bo-
taniste, hygiéniste, thérapeutiste et clinicien, il a
laissé de nombreux ouvrages qui furent longtemps
classiques. Il eut pour successeur *Tavernier*, que
remplacèrent successivement *Padieu père* et
Padieu fils auxquels je tiens en passant à adresser
un souvenir ému et sympathique, enfin notre
contemporain et ami *Mollien* dont la perte toute
récente a laissé parmi nous tant de regrets.

Quoique la chaire de clinique gynécologique et
obstétricale soit de date plus récente, elle fonctionne déjà depuis un assez grand nombre
d'années, au plus grand bénéfice de nos élèves.

*
*   *

Calqué sur l'enseignement clinique des Facultés,
celui d'Amiens depuis la fondation de notre école,
a formé la plupart des praticiens de notre région.

Chacun des trois cours de clinique comprend en outre du professeur, qui est en même temps, bien entendu, le médecin ou le chirurgien des malades dont l'observation fait la base de ses cours, un chef de clinique, jeune médecin qui est le bras droit du professeur, son lieutenant. Il contribue à donner les premières notions de l'examen des malades, recueille leur observation écrite, et guide les commençants dans la rédaction de ce travail, dont l'ensemble, au bout de peu de temps constitue des archives qui sont loin d'être à dédaigner. L'interne de service plus particulièrement attaché aux soins à donner aux malades enregistre en outre les prescriptions du médecin sur le cahier de visites. Les autres élèves, d'abord les externes, aides de l'interne, puis les stagiaires et les bénévoles, qu'on pourrait appeler les auditeurs ne se contentent pas de marcher à la suite de ce petit état-major. Non seulement ils écoutent les leçons qui se font à l'amphithéâtre, mais encore dans les salles de malades où leur présence est contrôlée à chaque cours, ils doivent s'exercer à l'interrogatoire des malades, à leur examen ; puis prenant tour à tour la parole, à l'exemple du maître et en sa présence, ils discutent les diagnostics, s'essaient à établir les pronostics, indiquent la façon dont ils établiraient les traitements.

S'il est utile que les étudiants en médecine aient des notions suffisantes d'anatomie et de physiologie, il est bon qu'ils possèdent des éléments de toutes les sciences, en particulier de la chimie, qui leur permet de faire séance tenante quelques analyses dont le résultat aussitôt connu peut singulièrement aider au diagnostic. J'en dirai autant de la bactériologie, science que beaucoup d'entre nous commencent à peine à bégayer, mais pour laquelle il peut être utile de ne pas continuellement avoir recours au laboratoire bactériologique des médecins de la Somme. Quoique son directeur se soit toujours mis bien complaisamment à notre disposition, ses occupations sont devenues tellement nombreuses qu'il est indispensable que nous n'abusions pas de sa bonne volonté. D'ailleurs nous avons jugé utile que nos élèves se dirigent dans cette voie, que doit connaître dès maintenant tout médecin. Leur instruction ne fera qu'y gagner, et de plus la clinique pourra avec cette nouvelle ressource s'éclairer soudain d'une lumière nouvelle qui jusqu'à présent lui avait fait défaut.

Pour remplir ce but, au service médical de notre école, on vient d'annexer un petit laboratoire où ces divers travaux pourront se faire sous l'œil même des élèves, par le professeur, son chef de clinique, ou par les étudiants eux-mêmes.

Nous faisons donc appel pour nous aider dans nos études cliniques, à toutes les sciences qu'on enseigne à notre école ou à celles que l'on doit posséder avant d'y entrer. Toutes peuvent à un moment donné nous prêter leur utile concours. Si nous voulons avant tout faire des praticiens, nous voulons que ces praticiens soient instruits, savants, oserions-nous dire, si ce terme ne devait pas paraître trop prétentieux. C'est une erreur de croire, en effet, que l'on doive diviser les médecins en deux camps : les praticiens et les savants. Un bon praticien, un clinicien pour mieux dire, malgré l'aphorisme bien connu : *ars tota in observationibus*, doit avoir largement mordu au fruit savoureux de la science, car cette science lui est indispensable pour mener à bien la conduite qu'il est appelé à tenir auprès de ses clients.

*
* *

Messieurs les Élèves,

Cessant de m'adresser d'une façon générale à tout mon auditoire, je vous réserve plus spécialement mes dernières paroles. Les plus anciens d'entre vous connaissent déjà depuis longtemps les détails dans lesquels je viens d'entrer. Ceux qui, plus jeunes, ne sont encore que sur le seuil de notre École, n'avaient qu'une vague idée de ce que peut-être l'enseignement clinique. Les voilà en ce moment complètement édifiés. A ceux-là surtout je dirai comme *Trousseau*: « suivez dès le premier jour cet enseignement. »Avec *Graves* je dirai encore: « venez souvent à l'hôpital, quelles que soient vos occupations, quelles que soient les études auxquelles vous vous consacriez, n'oubliez pas qu'une portion de chaque jour, doit être réservée à la visite des hôpitaux ». D'ailleurs ceux qui ont rédigé le dernier régime des études médicales, vous imposent avec raison la nécessité du stage pendant la plus grande partie de leur durée. Venez donc avec régularité, quand l'heure de la clinique aura sonné, assister à la visite et à la leçon du professeur chargé de ce cours. Venez-y pendant tout votre séjour à notre école.

Je connais assez mes collègues des chaires de cliniques chirurgicale et obstétricale pour vous assurer, ce que vous soupçonnez, je devrais dire ce que vous savez déjà bien, qu'auprès d'eux vous trouverez bienveillance, aménité, et surtout dévouement pour votre instruction. Pour moi, à qui est départie définitivement la chaire de clinique médicale, vous m'avez vu à l'œuvre soit comme chef de service, soit comme professeur, que j'aie rempli cette fonction à titre de suppléant, de chargé de cours ou de titulaire. Vous savez que si j'ai peu d'estime pour la paresse, je deviens facilement l'ami, presque le camarade du travailleur. Si j'aime quelquefois, pour employer un terme vulgaire, mais consacré par l'usage, à vous « poser des colles », j'aime aussi vous voir vous intéresser à nos clients de l'Hôtel-Dieu. Je suis heureux de vous voir empressés auprès d'eux, vous efforçant de sonder leur mal, d'en découvrir les causes et les effets, de suivre le cours de leurs affections, qui, se déroulant sous vos yeux attentifs, constituent pour vous les meilleures leçons que vous puissiez prendre dans le cours de vos études.

Appliquez-vous donc à bien étudier les malades, et si cela se peut, tâchez d'arriver n'importe où, ici comme ailleurs, plus tard à Paris, si c'était possible, à l'internat des hôpitaux. Chaque fois qu'un d'entre vous entrerait dans cette belle phalange, je vous assure qu'ayant en partie guidé vos premiers pas dans notre carrière, j'en ressentirais, ainsi que vos autres maîtres d'Amiens, une bien grande joie. Dans cette nouvelle étape, comme avant d'y arriver, à ces malades que vous étudiez, donnez dès qu'une fonction quelconque auprès d'eux peut vous laisser quelque initiative, donnez non seulement des soins médicaux, mais encore des soins moraux par une bonne parole, par un mot d'encouragement, qui quelquefois font plus de bien qu'un médicament bien indiqué. Ces pauvres gens vous en seront reconnaissants... s'ils y pensent Ce n'est pas d'ailleurs sur la reconnaissance de ceux qu'on oblige qu'il faut compter dans notre profession. Il faut faire le bien pour lui-même, par humanité, par amour du semblable, et quand la reconnaissance vient par surcroît, on l'accepte d'autant plus volontiers qu'on avait pu la supposer problématique. Dans le monde, nous la voyons manquer plus d'une fois ; dès l'hôpital, il n'est pas mauvais que vous commenciez à vous en rendre compte.

Puisque je n'ai pu m'empêcher de vous dire quelques mots des devoirs professionnels du médecin, laissez-moi vous dire encore que ces devoirs vous devez vous efforcer de les accomplir depuis le premier jusqu'au dernier jour de votre carrière Dans nos vieilles écoles, on avait l'habitude en mettant sur la tête du futur médecin le bonnet doctoral, de lui faire lire à haute voix et pour son propre compte le « *Serment d'Hippocrate* ». Cette cérémonie un peu théâtrale a été supprimée depuis longtemps. Mais les sentiments exprimés dans ce célèbre serment nous ne devons pas moins les connaître que nos prédécesseurs. S'il est vrai que nous avons des droits qu'il est bon que nous proclamions bien haut, afin que nul ne les ignore, nous avons aussi des devoirs. Je suis certain que quand vous aussi, vous serez médecins, vous saurez noblement les remplir.

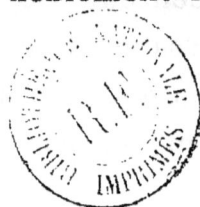

BIBLIOGRAPHIE

Principaux ouvrages consultés :

Dictionnaire des sciences médicales, en 60 volumes.

Dictionnaire de médecine, en 3o volumes.

Dictionnaire des dictionnaires de médecine de Fabre.

Dictionnaire des sciences médicales de Dechambre ; entre autres articles, dans ce dictionnaire le mieux documenté des ouvrages qui m'ont servi pour rédiger ce travail :

> *Clinique*, par Hecht.
>
> *Ecole de médecine*, par Thomas.
>
> *Hôpitaux*, par Boisseau.
>
> *Médecine (histoire de la)*, par Boyer.
>
> Biographies diverses, par Chéreau.

Dictionnaire de la conversation.

Dictionnaire Larousse.

Formulaire de Bouchardat.

Compte rendu de la situation de l'École d'Amiens en 1882, par le Docteur Herbet. *Gazette médicale de Picardie,* 1ʳᵉ année.

Compte moral des hospices d'Amiens 1896.

Cliniques médicales d'Andral.

> —   de Graves.
>
> —   de Trousseau.
>
> —   de Peter.
>
> —   de Jaccoud.

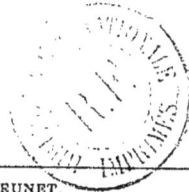

5658. — AMIENS. — IMP. T. JEUNET.